AF314871

INSTRUCTION

RELATIVE

...ATIONS D'ANALYSE DES EAUX

...SERVANT À L'ALIMENTATION PUBLIQUE

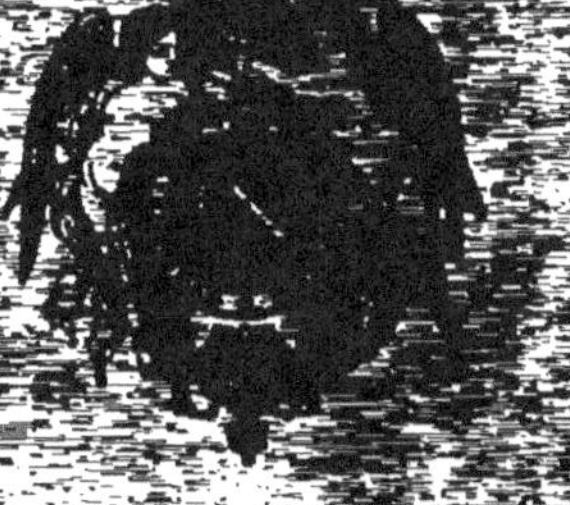

PARIS

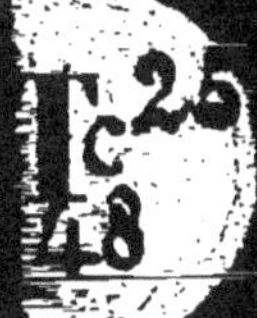

INSTRUCTION

RELATIVE

AUX CONDITIONS D'ANALYSE DES EAUX

DESTINÉES À L'ALIMENTATION PUBLIQUE.

L'analyse chimique de l'eau constitue une opération fort délicate, nécessitant, outre un outillage compliqué, une grande habitude des opérations analytiques, et se trouve pour ces raisons praticable seulement dans un grand laboratoire.

Mais à côté des renseignements précieux que peut fournir une analyse complète, il existe des procédés rapides d'appréciation, relativement faciles à exécuter, n'exigeant pas une installation particulière, et capables de donner sur la valeur de l'eau soumise à ces essais des résultats suffisants pour permettre de conclure à son utilisation.

Pour que ces méthodes rapides d'analyse des eaux puissent fournir des résultats comparables et pouvant être utilisés, il est nécessaire qu'elles soient appliquées constamment de la même manière, en suivant une marche systématique que nous nous proposons de tracer ici.

Nous aurons surtout en vue dans ce qui va suivre l'essai des eaux de source qui offrent déjà par leur nature même une certaine garantie de pureté : l'analyse des eaux de rivières ou de canaux serait nécessairement plus complexe et entraînerait toujours, comme complément de l'analyse chimique, un examen microscopique qui nécessiterait l'envoi d'échantillons à des laboratoires organisés pour ce genre de recherches.

1re PARTIE. — PRISE D'ÉCHANTILLONS.

Nous ne pouvons mieux faire que d'emprunter au *Manuel d'analyse volumétrique* de Sutton les instructions suivantes relatives à la manière d'effectuer la prise d'échantillons d'une eau potable :

«Il faut rejeter les bouteilles de grès; elles peuvent modifier la dureté de l'eau et sont plus difficiles à nettoyer que celles de verre. Il faut autant que possible se servir de bouteilles de verre munies d'un bouchon de verre ou d'un bouchon de liège neuf paraffiné.

«Une bouteille de 2 litres contient assez de liquide pour l'analyse générale d'une eau de source ou de rivière très souillée; deux sont nécessaires pour les eaux de source et les eaux des rivières et des torrents ordinaires, et trois pour l'eau des lacs et des sources de montagnes. Une analyse plus détaillée entraîne nécessairement la consommation d'une plus grande quantité d'eau.

«On ne doit se servir que de bouchons neufs et bien lavés dans l'eau où l'on a puisé l'échantillon.

«Pour prélever un échantillon dans une source, une rivière ou un réservoir, on y plonge la bouteille elle-même, si cela est possible, au-dessous de la surface liquide; mais, s'il faut se servir de l'intermédiaire d'un vase, on veille à ce qu'il soit parfaitement propre et bien rincé à l'eau. On évitera de recueillir à la surface de l'eau ou d'entraîner les dépôts du fond.

«Pour prendre un échantillon au moyen d'une pompe ou d'un robinet, on laisse couler l'eau qui a séjourné dans la pompe ou dans le tuyau de conduite avant de recevoir le jet directement dans la bouteille. Si l'échantillon représente l'eau d'une ville, on devra le prendre au tuyau qui communique directement à la principale rue et non pas à une citerne.

«Dans tous les cas, on remplit d'abord complètement la bouteille avec l'eau, on la vide, on la rince une ou deux fois avec cette eau, on la remplit enfin jusque près du bouchon et on la ferme solidement. »

A ces recommandations parfaitement claires et précises nous ajouterons les suivantes :

S'il s'agit d'une source, préciser autant que possible la nature du terrain formant la couche d'où jaillit cette source : déterminer la température de l'eau au sortir du sol, et observer s'il y a déperdition de gaz par l'abandon de l'eau au libre contact de l'air.

S'il s'agit d'une rivière, préciser la nature du terrain traversé par cette rivière, indiquer la distance de la source de cette rivière au point où l'eau serait prise et déterminer également la température de l'eau.

Dans tous les cas, évaluer le débit par vingt-quatre heures au point où se ferait la prise d'eau, et noter avec le plus grand soin s'il existe à une certaine distance soit de l'endroit auquel se fera la prise d'eau pour l'alimentation, soit de l'emplacement choisi pour l'installation des réservoirs, une cause quelconque d'insalubrité pouvant déterminer à la longue la contamination de l'eau (dépôts de fumiers, de boues, d'immondices, marécages, usine de quelque nature que ce soit).

Il faudra rejeter absolument, pour prendre les échantillons, tout vase ou bouteille dont le verre ne serait pas tout à fait limpide ou dont on ne pourrait pas constater *de visu* l'état de parfaite propreté.

Une fois les échantillons prélevés, le mieux est de cacheter les bouteilles avec de la cire, et il faut ensuite procéder à l'analyse aussi rapidement que possible.

L'examen des propriétés physiques fournira toujours d'utiles indications : aussi faudra-t-il, en faisant la prise d'échantillon, noter la couleur, l'odeur, la saveur et la limpidité de l'eau, ainsi que sa réaction au papier de tournesol sensible; on devra noter également s'il ne s'y forme pas de dépôt après un repos prolongé, puis laisser une bouteille pleine bouchée pendant quelques jours et constater si l'eau n'a pas acquis d'odeur.

Toutes ces précautions bien observées, on procédera à l'analyse chimique sommaire.

2ᵉ PARTIE. — ANALYSE CHIMIQUE.

I. *Détermination du résidu fixe.*

1° Évaporer au moins 1 litre d'eau, dans une capsule, au bain-marie chauffé de façon à entretenir une ébullition légère; continuer à chauffer durant quatre heures après dessiccation complète, et peser le résidu au milligramme près.

Sur ce résidu, il sera utile de rechercher la présence des nitrates au moyen de l'acide sulfurique en présence du sulfate ferreux.

2° Évaporer, dans les mêmes conditions, une nouvelle quantité d'eau de 1 litre au moins; le poids du résidu sec servira de contrôle du chiffre obtenu précédemment. Ce résidu salin sera chauffé peu à peu jusqu'au rouge sombre, puis pesé au milligramme après refroidissement :

La différence entre la première et la seconde pesée fera connaître le poids des matières organiques et des produits volatils.

Ce résidu peut être utilisé pour rechercher quantitativement si la proportion des sulfates est considérable. Le résidu salin sera redissous dans l'acide chlorhydrique dilué et traité par une solution de chlorure de barium qui fournira un précipité de sulfate de baryte, dont le poids fera connaître la quantité d'acide sulfurique.

Le chiffre trouvé pour l'acide sulfurique sera transformé par le calcul en sulfate de chaux : une eau contenant par litre plus de $0^{gr},150$ à $0^{gr},200$ de sulfate de chaux anhydre doit être rejetée pour les usages domestiques, à moins qu'il n'y ait impossibilité, comme cela arrive dans certaines contrées, de s'en procurer de moins séléniteuse.

II. *Détermination du degré hydrotimétrique.*

On prépare d'abord une liqueur d'épreuve ou solution savonneuse, en dissolvant 100 grammes de savon de Marseille dans 1,600 grammes d'alcool à 90°, à l'aide de la chaleur portée jusqu'à l'ébullition [1].

A cette liqueur filtrée on ajoute 1,000 grammes d'eau distillée : on obtient ainsi 2,700 grammes de liquide. Pour en déterminer exactement le titre, on fait usage d'une dissolution de $0^{gr},25$ de chlorure de calcium fondu et pur dans 1 litre d'eau distillée (on remplace avantageusement les $0^{gr},25$ de ce chlorure par une quantité équivalente d'azotate de baryte, égale à $0^{gr},59$ de ce sel). On introduit 40^{cc} de cette solution saline dite normale dans le flacon jaugé faisant partie du nécessaire hydrotimétrique. Quant à la teinture de savon, on en remplit jusqu'au trait supérieur la burette portant une graduation particulière. En effet, son zéro est au-dessous du trait circulaire d'où part la graduation. Ce degré, placé au-dessus du zéro, renferme la quantité de teinture de savon nécessaire pour donner à 40^{cc} d'eau, si elle était pure, la propriété de développer par agitation une mousse de plus d'un demi-centimètre d'épaisseur et persistant au moins dix minutes

[1] Au contact des sels de chaux et de magnésie solubles, une solution de savon à base de soude produit une double décomposition par la formation de savons calcaire et magnésien insolubles qui, par conséquent, se précipitent.

sans s'affaisser. Les autres divisions se suivent régulièrement : seulement, le 22° degré à partir de zéro est marqué spécialement, parce que ces 22 degrés de teinture titrée de savon sont rigoureusement nécessaires pour produire une mousse persistante avec 40^{cc} de la dissolution de chlorure de calcium à $\frac{1}{4000}$ (si la solution de savon ne produisait pas exactement ce phénomène, il faudrait l'étendre ou la concentrer pour l'amener exactement à ce titre). Ces 22 degrés correspondent à 1 centigramme de chlorure de calcium; donc, en versant goutte à goutte la liqueur d'épreuve de la burette dans les 40^{cc} de liqueur normale contenus dans le flacon, et agitant de temps en temps celui-ci, on doit obtenir la mousse persistante lorsqu'on a dépensé 22 degrés de teinture d'épreuve à partir du zéro. Il faut encore savoir que chaque degré de la burette représente un décigramme de savon précipité par litre d'eau. Donc une dépense de 25 degrés représente la précipitation de 25 décigrammes, soit 2^{gr},5 de savon par litre d'eau, soit 250 grammes par hectolitre.

La liqueur savonneuse une fois titrée, voici comment on doit l'employer à la détermination de la composition d'une eau douce.

On remplit la burette hydrotimétrique jusqu'au trait supérieur avec la liqueur savonneuse titrée. Ensuite on verse dans le flacon jaugé 40^{cc} de l'eau à essayer, c'est-à-dire un volume d'eau dont le niveau atteindra la ligne circulaire marquant 40^{cc}. On y ajoute goutte à goutte la liqueur hydrotimétrique, en ayant soin d'agiter le flacon, jusqu'à ce qu'on ait obtenu la mousse persistante de un demi-centimètre de hauteur restant dix minutes sans s'affaisser sensiblement (L'eau qui produit des grumeaux et non un trouble opalin est trop concentrée, c'est-à-dire trop chargée de sels terreux pour permettre un bon essai.

On doit alors l'étendre de 2, 3 ou 4 fois son volume d'eau distillée; puis on opère sur cette solution étendue comme sur l'eau elle-même.

On observera seulement que le degré obtenu devra alors être multiplié par 2, 3 ou 4, suivant la proportion d'eau distillée ajoutée) : la dépense représente le degré hydrotimétrique de l'eau analysée.

Ce degré varie d'une source à une autre, de telle sorte que l'eau des principaux fleuves et rivières de France a permis d'établir une échelle de comparaison indiquant leur degré de pureté relative. En voici le tableau :

TABLEAU HYDROTIMÉTRIQUE DES EAUX DE SOURCE ET DE RIVIÈRE.

Eau ...	distillée	0°,0
	de neige	2 ,5
	de pluie	3 ,5
	de l'Allier	3 ,5
	de la Dordogne	4 ,5
	de la Loire	5 ,5
	du puits de Grenelle	9 ,0
	de la Soude	13 ,5
	de la Somme-Soude	13 ,5
	de la Somme	14 ,0
	du Rhône	15 ,0
	de la Saône	15 ,0
	de l'Yonne	15 ,0
	de la Seine (Ivry)	15 .0
	de la Seine (Ivry)	17 ,0
	de la Seine (Chaillot)	23 ,0
	de la Marne (Charenton)	19 ,0
	de la Marne (Charenton)	23 ,0
	de l'Oise	21 ,0
	de l'Escaut	24 ,5
	du canal de l'Ourcq	30 ,0
	d'Arcueil	28 ,0
	des Prés-Saint-Gervais	72 ,0
	de Belleville	128 ,0

(Boutron et Boudet.)

La méthode hydrotimétrique de Boutron et Boudet ne se borne pas à indiquer si une eau est plus ou moins pure; elle permet encore de déterminer avec une exactitude suffisante les proportions de carbonate de chaux, de sulfate de chaux ou autres sels calcaires, de sels de magnésie et d'acide carbonique contenus dans l'eau que l'on examine. Il suffit, pour cela, de quatre opérations successives pratiquées sur un demi-litre d'eau environ.

On procède de la manière suivante :

1° On prend directement le degré hydrotimétrique de l'eau à l'état naturel : supposons qu'on obtienne 25°;

2° On mesure 50^{cc} de cette eau qu'on met dans un verre; on y ajoute 2^{cc} de solution d'oxalate d'ammoniaque au 60° : ce sel précipite toute la chaux que contenait l'eau; après agitation suffisante, on laisse reposer la liqueur pendant une demi-heure, on la filtre, on en mesure 40^{cc} dans le flacon jaugé et on en prend le degré : soit 11°;

3° On remplit de l'eau à analyser, jusqu'à son trait de jauge, environ 100^{cc}, le ballon faisant partie du nécessaire; on le fixe à l'aide des supports de celui-ci au-dessus d'une lampe à alcool et on y maintient le liquide à une douce ébullition pendant une demi-heure. On laisse refroidir complètement et on rétablit le volume primitif du liquide en lui ajoutant de l'eau distillée jusqu'au trait de jauge : on agite ensuite vigoureusement et l'on filtre. L'eau a été dépouillée, par l'ébullition, de son acide carbonique libre et de ses carbonates de chaux et de magnésie. On en mesure alors 40^{cc} dont on prend le degré : soit 15°;

4° A 50^{cc} de cette même eau bouillie et filtrée on ajoute 2^{cc} d'oxalate d'ammoniaque au 60°. On agite, on laisse reposer une demi-heure; on filtre, et on en met 40^{cc} dont on détermine le degré : soit 8°.

Ces diverses opérations une fois faites, on commence par retrancher 3 degrés du troisième résultat, ce qui donne 15° — 3° = 12°. Cette correction nécessaire représente la proportion de carbonate de chaux non précipité, en raison de sa solubilité dans l'eau. Cette correction faite, voici, d'après Boutron et Boudet, comment on doit interpréter les quatre données fournies par l'expérience :

« 1° La première, 25°, représente la somme des actions exercées sur le savon par l'acide carbonique, le carbonate de chaux, les sels de chaux divers et les sels de magnésie contenus dans l'eau essayée;

« 2° La deuxième, 11°, représente les sels de magnésie et l'acide carbonique qui restaient dans l'eau après l'élimination de la chaux; par conséquent 25° — 11°, soit 14°, représentent les sels de chaux;

« 3° La troisième, 15°, réduite à 12° après correction, représente les sels de magnésie et les sels de chaux autres que le carbonate : 25° — 12°, soit 13°, représentent par conséquent le carbonate de chaux et l'acide carbonique;

« 4° La quatrième, 8°, représente les sels de magnésie contenus dans l'eau et qui n'ont pu être précipités, ni par l'ébullition, ni par l'oxalate d'ammoniaque.

« Les sels de chaux et de magnésie étant représentés par 14°, les seconds par 8° et ensemble par 22°, il est évident que, sur les 25° de l'eau à l'état naturel, il en reste 3° pour l'acide carbonique. »

Il en résulte que les sels de chaux équivalent à 14°, les sels de magnésie à 8°, l'acide carbonique à 3°, le carbonate de chaux et l'acide carbonique réunis équivalent à 13°, le carbonate de chaux seul équivaut à 13° — 3°, soit 10°. Mais on a trouvé 14° pour la totalité des sels de chaux; donc 14° — 10° de carbonate laissent 4° pour le sulfate de chaux ou le chlorure de calcium. Donc l'eau examinée renferme :

1° Acide carbonique.. 3°
2° Carbonate de chaux..................................... 10
3° Sulfate de chaux ou sels calcaires autres que le carbonate. 4
4° Sels de magnésie....................................... 8

TOTAL...................... 25

Au moyen du petit tableau ci-après qui indique l'équivalent de 1° hydrotimétrique pour 1 litre d'eau d'un certain nombre de composés, il est facile de traduire ces degrés en poids pour les sels et en volume pour l'acide carbonique. Il suffit, pour cela, de multiplier les chiffres des degrés observés pour chaque corps en particulier par le nombre correspondant à 1° hydrotimétrique de ce corps. On aurait pour l'exemple précédent :

Acide carbonique libre............ $3° = 3 \times 0,^{lit} 005 = 0,^{lit} 015$

Carbonate de chaux.............. $10° = 10 \times 0,^{gr} 0103 = 0,^{gr} 103$
Sulfate de chaux................. $4° = 4 \times 0, 0140 = 0, 056$
Sels solubles de magnésie (sulfate).... $8° = 8 \times 0, 0125 = 0, 100$

$0, 259$

TABLEAU DE L'ÉQUIVALENCE DE 1° HYDROTIMÉTRIQUE DE DIVERS COMPOSÉS.

Chaux.. $1° = 0,0057$
Chlorure de calcium.............................. $1° = 0,0114$
Carbonate de chaux............................... $1° = 0,0103$
Sulfate de chaux................................. $1° = 0,0140$
Magnésie... $1° = 0,0042$
Chlorure de magnésie............................. $1° = 0,0090$
Carbonate de magnésium........................... $1° = 0,0088$
Sulfate de magnésie.............................. $1° = 0,0125$
Chlorure de sodium............................... $1° = 0,0120$
Sulfate de soude................................. $1° = 0,0146$
Acide sulfurique................................. $1° = 0,0073$
Chlore... $1° = 0,0082$
Savon à 30 p. o/o d'eau.......................... $1° = 0,1061$
Acide carbonique................................. $1° = 0,^{lit}0050$

III. *Dosage du chlore.*

Évaporer 1 litre d'eau jusqu'à réduction à 50^{cc} environ, ajouter deux gouttes d'une solution de chromate neutre de potasse et doser le chlore d'après la méthode de Mohr, par une solution titrée d'azotate d'argent telle que 1^{cc} précipite exactement 0,005 (5 milligrammes) de chlorure de sodium.

IV. *Détermination de la matière organique.*

On a proposé un grand nombre de méthodes pour arriver à ce résultat ; nous donnons la préférence au procédé suivi par M. Albert Lévy et consistant à déterminer la proportion d'oxygène emprunté à une solution alcaline bouillante de permanganate de potasse.

Pour réduire au minimum toute cause d'erreur, il est nécessaire d'opérer toujours rigoureusement dans les mêmes conditions.

On introduit dans un ballon 100 à 200^{cc} de l'eau à examiner. On y verse, pour chaque fraction de 100^{cc} d'eau, 3^{cc} d'une solution au 10e de bicarbonate de soude pur, puis 10 ou 20^{cc} d'une solution de permanganate de potasse contenant par litre d'eau distillée $0^{gr},50$ de sel.

(Il faut ajouter 10^{cc} de permanganate pour chaque fraction de 100^{cc} d'eau.)

Le mélange est alors porté à l'ébullition entretenue exactement pendant dix minutes, à partir du moment où le liquide commence à bouillir. La coloration du mélange, brun violacé au début, un peu plus rouge à l'ébullition, ne doit jamais virer au jaune ; si la coloration jaune se produisait, ce serait l'indice que la quantité de permanganate ajoutée est insuffisante et il faudrait alors recommencer l'essai soit en ajoutant une plus forte proportion (mais toujours un volume connu) de la liqueur titrée de permanganate, soit en diminuant la proportion de l'eau soumise à l'analyse.

Après refroidissement, il s'est formé un dépôt jaune brun, floconneux, d'oxyde de manganèse : on acidifie la liqueur en y versant 2 à 3^{cc} d'acide sulfurique pur, et on ajoute immédiatement 5^{cc} d'une solution de sulfate ferreux ammoniacal ainsi composée :

Sulfate ferreux ammoniacal........................ 20 grammes.
Acide sulfurique pur.............................. 10
Eau distillée Q. S. pour amener la liqueur au volume de 1 litre.

La liqueur se décolore rapidement et devient tout à fait limpide. Quand ce point est atteint, on verse goutte à goutte avec une burette graduée de la solution titrée de permanganate de potasse jusqu'à production d'une teinte rosée persistant un moment. Le chiffre de cette lecture sert de *repère*.

On recommence l'opération en doublant le volume de l'eau mise en expérience; on opère exactement de la même façon, et la différence des lectures donne cette fois le poids du permanganate qui a fourni son oxygène à la matière organique.

Connaissant la valeur en poids de l'oxygène disponible dans 1 litre de liqueur de permanganate, il est facile de calculer la quantité d'oxygène qui a été employé à brûler la matière organique dissoute dans l'eau. La liqueur de permanganate employée renfermant, par litre, un demi-gramme de sel sec et pur, le calcul indique que cette solution renferme 125 milligrammes d'oxygène capable d'effectuer des oxydations : soit o milligramme 125 pour chaque centimètre cube. Il est d'ailleurs facile de vérifier l'exactitude du titre oxydant de la liqueur, en recherchant le nombre de centimètres cubes de cette liqueur nécessaire pour oxyder un poids connu d'acide oxalique sec et pur.

Cette méthode, pas plus que les autres d'ailleurs, ne fournit relativement à la matière organique un chiffre absolument exact; mais elle donne, par comparaison entre les eaux de différentes provenances, des renseignements constants et par cela même fort précieux.

Une eau analysée de cette façon et consommant par litre plus de 2 à 3 milligrammes d'oxygène doit être absolument rejetée pour les usages alimentaires.

Il serait certes fort désirable que cet examen de l'eau fût complété par une recherche microscopique pouvant éclairer sur la nature des organismes vivants existant dans ce liquide. Mais, outre que les méthodes d'analyse biologique ne sont praticables que par des hommes rompus aux délicatesses de la technique microscopique, il faut reconnaître que les résultats obtenus jusqu'à ce jour sont encore bien peu probants ; et, d'autre part, cet examen paraît absolument inutile pour les eaux de source qui sont filtrées presque à stérilisation par les couches du sol qu'elles traversent : or ce sont surtout ces dernières eaux qui sont recherchées pour l'alimentation et qui sont soumises à l'appréciation du Comité.

Des analyses exécutées en suivant rigoureusement et constamment la méthode qui vient d'être exposée en détail nous paraissent permettre de juger très suffisamment de la valeur d'une eau en donnant des indications qualitatives sur la présence des nitrates et en fournissant des indications précises sur :

1° La quantité de résidu solide laissé par l'eau;
2° La quantité des produits volatils au rouge;
3° Le degré hydrotimétrique;
4° La quantité des chlorures;
5° La quantité des sulfates;
6° La quantité d'oxygène enlevé au permanganate qui, ainsi que l'ont montré de nombreuses recherches, est proportionnelle à la quantité de matière organique dosée par pesée directe après la combustion.

Nous donnons ci-dessous un tableau reproduisant les limites dans lesquelles ces divers éléments doivent être contenus :

	EAU TRÈS PURE.	EAU POTABLE.	EAU SUSPECTE.	EAU MAUVAISE.
Chlore.........	Moins de 0gr,015 par litre.	Moins de 0gr,040 (excepté au bord de la mer).	0gr,050 à 0gr,100	Plus de 0gr,100
Acide sulfurique..	0gr,002 à 0gr,005	0gr,005 à 0gr,030	Plus de 0gr,030	Plus de 0gr,050
Oxygène emprunté au permanganate en solution alcaline.	Moins de 0gr,001 soit moins de 10cc de liqueur.	Moins de 0gr,002 soit moins de 20cc de liqueur.	de 0gr,003 à 0gr,004	Plus de 0gr,004
Perte de poids du dépôt par la chaleur rouge.	Moins de 0gr,015	Moins de 0gr,040	de 0gr,040 à 0gr,070	Plus de 0gr,100
Degré hydrotimétrique total.	5 à 15	15 à 30	au-dessus de 30	au-dessus de 100
Degré hydrotimétrique persistant après l'ébullition.	2 à 5	5 à 12	12 à 18	au-dessus de 20

On ne saurait trop insister sur ce point que les indications fournies par cette analyse sommaire sont nécessairement incomplètes et insuffisantes en ce qui concerne l'eau des fleuves, rivières, lacs, etc. *Une analyse complète accompagnée de l'examen microscopique peut seule permettre de juger avec certitude de la qualité de l'eau ;* aussi émettrons-nous le vœu que cette analyse complète soit exigible au moins pour les villes ou les centres de population à partir de 5,000 habitants.

Il nous paraît également utile que les détails de l'analyse soient annexés aux pièces jointes à la demande d'avis du Comité afin de pouvoir juger avec certitude s'il ne serait pas nécessaire de procéder à des recherches plus complètes.

DÉTAILS D'UNE ANALYSE D'EAU [1].

I. — *Résidu fixe à 100°.*

Capsule et résidu de l'évaporation de 1 litre d'eau............ $33^{gr},876$
Tare de la capsule vide........................... 33 ,611

DIFFÉRENCE = RÉSIDU............... 0 ,265

Pas de coloration par addition au résidu salin d'un cristal de sulfate de fer et de 1 centimètre cube d'acide sulfurique pur : donc absence de nitrates.

II. — *Produits volatils au rouge.*

Capsule et résidu de l'évaporation de 1 litre d'eau............ $33^{gr},878$
Tare de la capsule vide........................... 33 ,611

0 ,267

Capsule et résidu de la calcination.................... $33^{gr},867$
Tare de la capsule vide....................\... 33 ,611

0 ,256

Résidu séché à 100°...................... $0^{gr},267$
Résidu après calcination................... 0 ,256

DIFFÉRENCE = PERTE AU ROUGE..... 0 ,011

Le résidu ($0^{gr},256$) redissous dans l'eau acidulée d'acide chlorhydrique et précipité par le chlorure de barium a donné,

[1] L'eau dont l'analyse est reproduite ici comme exemple d'exposition détaillée des résultats est une eau d'excellente qualité.

en sulfate de barium, après filtration, lavage, dessiccation et calcination :

$$\begin{array}{lr}
\text{Capsule et sulfate de baryte} & 12^{gr},682 \\
\text{Tare de la capsule vide} & 12 \ ,618 \\
\hline
\text{Différence} = SO^4Ba & 0 \ ,064 \\
\end{array}$$

$$0,064 \times 0,3433 = 0,02197 \text{ de } SO^3$$

Acide sulfurique par litre.................... $0^{gr},022$
Sulfate de chaux correspondant............... $0 \ ,036$

III. — *Essais hydrotimétriques.*

(1) Degré hydrotimétrique total.......................... $27°,0$

(2) Degré hydrotimétrique après ébullition et précipitation de carbonate calcaire.................................... $6°,5$

(3) Degré hydrotimétrique après précipitation de la chaux par l'oxalate d'ammoniaque............................ $7°,5$

(4) Degré hydrotimétrique correspondant aux sels de magnésie et aux sels alcalins.............................. $4°,0$

(5) Degré hydrotimétrique correspondant à l'acide carbonique libre. $3°,5$

Ces degrés correspondent aux quantités suivantes, calculées d'après le tableau de Boutron et Boudet.

Acide carbonique libre........................ $17^{cc},5$
Carbonate de chaux........................ $0^{gr},175$
Sels de chaux autres que le carbonate............... $0 \ ,0325$
Sels de magnésie.............................. $0 \ ,024$

IV. — *Dosage du chlore.*

1 litre d'eau, réduit par évaporation au volume de 50^{cc}, a exigé pour précipiter tout le chlore 5 centimètres cubes 4 dixièmes de la liqueur d'argent correspondant à 5 milligrammes de NaCl par centimètre cube.

Chlore par litre d'eau........................ $0^{gr},0163$
Chlorure de sodium correspondant................ $0 \ ,027$

V. — *Quantité d'oxygène emprunté au permanganate alcalin et bouillant.*

(1) 100^{cc} d'eau.
   3^{cc} de solution de bicarbonate de soude.
   10^{cc} de la liqueur de permanganate à $0^{gr},50$ de sel pur par litre d'eau.
Porté à l'ébullition pendant dix minutes.
Ajouté, après refroidissement, 2^{cc} d'acide sulfurique pur, puis 5^{cc} de la liqueur de sulfate ferreux acidulée.

Employé, pour produire la teinte rose persistante, $14^{cc},8$ de la liqueur de permanganate de potasse.

(2) 200^{cc} de l'eau à analyser.

    3^{cc} de solution de bicarbonate.

    10^{cc} de liqueur de permanganate.

Ébullition pendant dix minutes.

Ajouté, après refroidissement, 2^{cc} d'acide sulfurique pur, puis 5^{cc} de liqueur de sulfate ferreux.

Employé, pour produire la teinte rose persistante, $16^{cc},2$ de la liqueur de permanganate.

$$
\begin{aligned}
2^e \text{ Opération} &\dots\dots\dots\dots\dots\dots\dots\dots\dots\dots & 16^{cc},2 \\
1^{re} \text{ Opération (repère)} &\dots\dots\dots\dots\dots\dots\dots\dots & 14\ ,8 \\
\hline
\text{DIFFÉRENCE} = & & 1\ ,4
\end{aligned}
$$

La matière organique contenue dans 100^{cc} d'eau a donc absorbé l'oxygène disponible dans $1^{cc},4$ de la liqueur de permanganate, soit pour 1 litre d'eau : 14^{cc}, ce qui correspond à

$$0,125 \times 14 = 1 \text{ milligr. } 75 \text{ d'oxygène.}$$

Résumé.

Résidu fixe à 100°.	$0^{gr},265$
Produits volatils au rouge.	$0\ ,011$
Acide sulfurique (SO^3).	$0\ ,022$
Acide carbonique libre.	$17^{cc},5$
Carbonate de chaux.	$0^{gr},175$
Sels de chaux.	$0\ ,032$
Sels de magnésie.	$0\ ,024$
Chlore.	$0\ ,016$
Oxygène pris au permanganate.	1 milligr. 75

Pas de nitrates.

Le Rapporteur,

Dr G. POUCHET.

Cette instruction a été adoptée par le Comité consultatif d'hygiène publique de France, dans sa séance du 10 août 1885.

Le Président,

P. BROUARDEL.

Le Secrétaire,

Dr VALLIN.

www.ingramcontent.com/pod-product-compliance
Lightning Source LLC
LaVergne TN
LVHW010103060726
842524LV00006B/2293